ÉTUDE SUR L'EXTRACTION

DE LA

CATARACTE

PAR

Paul BETTREMIEUX

Docteur en médecine de la Faculté de Paris,
Ancien interne en médecine et en chirurgie
des hôpitaux de Paris
et de la clinique ophtalmologique de la Faculté à l'Hôtel-Dieu,
Médecin adjoint de l'Institut ophtalmique de Senlis.

PARIS

A. PARENT, IMPRIMEUR DE LA FACULTÉ DE MÉDECINE
A. DAVY, Successeur
52, RUE MADAME ET RUE CORNEILLE, 3.

1885

ÉTUDE SUR L'EXTRACTION

DE LA

CATARACTE

PAR

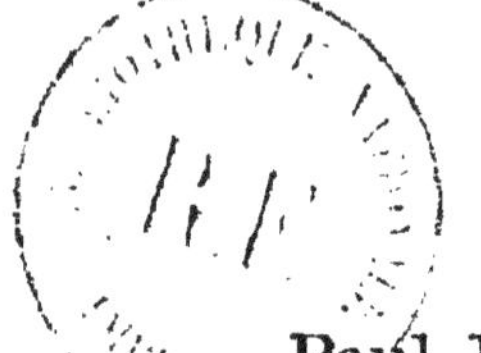

Paul BETTREMIEUX

Docteur en médecine de la Faculté de Paris,
Ancien interne en médecine et en chirurgie
des hôpitaux de Paris
et de la clinique ophthalmologique de la Faculté à l'Hôtel-Dieu,
Médecin adjoint de l'Institut ophtalmique de Somain.

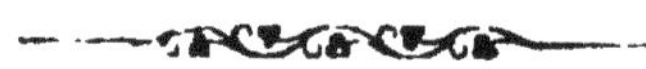

PARIS

A. PARENT, IMPRIMEUR DE LA FACULTÉ DE MÉDECINE
A. DAVY, Successeur
52, RUE MADAME ET RUE CORNEILLE, 3.

1885

ÉTUDE

SUR

L'EXTRACTION DE LA CATARACTE

(INDICATIONS DE L'IRIDECTOMIE ET RECHERCHES SUR L'ANTISEPSIE
OPÉRATOIRE).

Poursuivant la recherche d'une méthode parfaite pour l'opération de la cataracte, les ophtalmologistes ont varié les procédés presque à l'infini. Mon intention n'est pas de faire l'historique de cette question ; je me garderai bien de vouloir indiquer les modifications proposées par chaque opérateur. Je désire seulement envisager les derniers progrès réalisés et l'état actuel de la question.

Grâce à un emploi judicieux de la cocaïne et des myotiques, forts des progrès de l'antisepsie appliquée à la chirurgie oculaire, plusieurs ophtalmologistes, en France, ont définitivement renoncé à pratiquer l'iridectomie dans l'opération de la cataracte normale.

Depuis que Von Græfe a proposé comme méthode générale l'extraction combinée avec l'iridectomie, les opérateurs ont été souvent divisés sur la question de savoir s'il fallait donner la préférence au nouveau procédé ou à l'ancienne méthode française ; la plupart ont été alternativement partisans de l'une et de l'autre et la chirurgie oculaire en est arrivée sur ce sujet à une véritable anarchie opératoire, suivant l'expression de M. le professeur Panas, dans sa communication au Congrès des chirurgiens français.

J'aurai en vue seulement le traitement de la cataracte spontanée, sénile, et laissant complètement de côté les procédés antérieurs à la découverte de Daviel, je m'occuperai seulement de l'extraction.

Dans un mémoire présenté à l'Académie de chirurgie (1752), Daviel proposa, avec statistique à l'appui, d'ériger en méthode une nouvelle manière de guérir la cataracte. S'inspirant des extractions faites par Saint-Yves et Petit, de cristallins tombés dans la chambre antérieure, il avait imaginé de généraliser cette façon de donner issue à la lentille opacifiée et pratiquait une ouverture dans la cornée au moyen d'une incision à lambeau. Cette méthode ne tarda pas à supplanter l'opération de l'abaissement.

Vers 1855, Von Graefe, pour éviter les inconvénients du grand lambeau de Daviel, tenta d'appliquer à certaines cataractes séniles l'extraction linéaire simple, réservée jusqu'alors aux cataractes membraneuses ou molles, et, dix années plus tard, il proposa, sous le nom d'extraction linéaire modifiée, l'incision linéaire périphérique combinée avec l'iridectomie comme applicable à tous les cas. Depuis cette époque, les changements subis par l'opération ont porté sur le siège, la direction et la longueur de l'incision. Actuellement, la plupart des opérateurs se soucient peu de la linéarité de l'incision, ils taillent généralement un petit lambeau ; la question sur laquelle ils sont partagés en deux camps a trait à l'iridectomie ; il y a d'une part les partisans de l'extraction simple de Daviel, de l'autre ceux qui préfèrent l'extraction avec iridectomie proposée par de Graefe.

L'extraction de Daviel est à coup sûr l'opération idéale, mais, appliquée à tous les cas sans distinction, elle donne moins de sécurité que le procédé de Græfe.

Il faut donc être ecclectique comme semblent l'avoir été quelques auteurs qui étudient les indications de l'iridectomie dans l'extraction de la cataracte. Cet éclectisme ne saurait consister en une incertitude sur le meilleur procédé qui fait que certains opérateurs, pendant une période de temps, pratiquent l'extraction avec iridectomie, puis tentent de revenir à l'extraction de Daviel qu'ils ne tardent pas à abandonner lorsqu'ils ont eu quelques cas malheureux.

A une époque où la chirurgie générale se transforme, l'ophtalmologie doit, elle aussi, devenir conservatrice et éviter le plus souvent possible cette mutilation de l'iris qui prive les opérés de cataracte des avantages d'une pupille petite, ronde et contractile. L'ancienne méthode française d'extraction qui, *appliquée à tous les cas*, donnait à Græfe 3 0/0 d'insuccès et 91 0/0 de succès complets et primitifs pour les malades placés dans les chambres séparées, ne saurait être considérée comme une méthode dangereuse, aujourd'hui que nous sommes armés contre les accidents d'infection des plaies et que nous avons l'aide si précieuse de la cocaïne, surtout *si l'on fait la part des cas où l'iridectomie est indiquée*.

Les indications de l'iridectomie peuvent dépendre de la nature de la cataracte ou du malade à opérer; elles sont d'autant plus rares que le chirurgien est plus habile et le milieu opératoire meilleur.

Il n'est pas douteux que l'éducation manuelle est pour beaucoup dans le succès d'une opération de cataracte. Si les praticiens sont si peu d'accord sur le meilleur procédé, c'est qu'en réalité le plus simple et le plus sûr est pour chaque opérateur celui auquel il est le plus habitué. Aussi est-il à désirer que les jeunes chirurgiens apprennent à faire l'extraction simple et que les opérateurs qui pratiquent encore l'iridectomie, en commençant par choisir les cas, se rallient à la méthode si simple et si parfaite inventée par Daviel et remise en honneur par l'école française actuelle.

Dans l'opération de Græfe, l'iridectomie constitue le second temps de l'extraction de la cataracte, intermédiaire à l'incision cornéenne et à la kystitomie.

Suivant certaines indications, quelques opérateurs pratiquent l'extraction de la cataracte en temps séparés, comme l'a proposé Mooren, c'est-à-dire qu'ils ne procèdent à l'ouverture de la capsule et à l'extraction du cristallin que quelque temps, quinze jours par exemple, après l'iridectomie *préparatoire*.

L'excision de l'iris peut être commandée par les circonstances mêmes de l'opération après la sortie du cristallin ; je me propose, pour abréger, de désigner cette iridectomie sous le nom de *secondaire*, par opposition à celle qui fait partie de l'extraction combinée classique et que j'appellerai *primitive*.

Enfin, dans le cas de prolapsus de l'iris consécutif à une extraction de Daviel, il est parfois indiqué, les jours qui suivent l'opération, de sectionner au ras de la plaie la partie herniée de l'iris. Cette excision, bien qu'elle diffère tout à fait par les règles opératoires et surtout par les résultats de l'excision méthodique de l'iris, peut être appelée iridectomie *tardive*.

Le parallèle a souvent été fait entre les deux procédés d'extraction de la cataracte. Au point de vue théorique, il est aussi peu rationnel que possible de mutiler un organe qui joue un rôle si considérable dans l'esthétique, qui a une telle importance pour la vision.

Le colobome artificiel qui résulte de l'iridectomie n'est jamais masqué que d'une façon incomplète par la paupière supérieure, et les opérés de cataracte avec iridectomie sont souvent éblouis quand ils subissent l'action d'une lumière trop vive, ils sont plus sujets aux phénomènes d'érythropsie que s'ils avaient un voile irien intact et fonctionnant normalement. De plus, chez eux, du fait même de l'aphakie, une pupille petite et contractile est plus nécessaire que dans un œil normal pour éliminer les rayons qui, traversant les parties excentriques des verres moins achromatiques que le cristallin, iraient produire sur la rétine des cercles de diffusion colorés.

D'autre part, le grand argument des partisans de l'iridectomie, la sécurité, est absolument discutable. Rien n'est moins prouvé que la plus grande fréquence des suppurations de la cornée dans l'extraction simple que dans celle avec iridectomie. Comment une brèche faite à l'iris peut-elle empêcher l'infection de la plaie par les germes extérieurs ? Au contraire, il est naturel d'admettre a priori, et les faits cliniques viennent à l'appui de cette opinion, que l'iris intact peut, dans certains cas, limiter une suppuration partie des lèvres de la plaie et empêcher une panophtalmie. Enfin, le reproche capital que les auteurs les plus autorisés font à l'extraction combinée, c'est de prédisposer aux enclavements des débris capsulaires et de la portion ciliaire de l'iris, accidents qui sont le point de départ de cyclites, d'irido-choroïdites traînantes pouvant aboutir progressivement à la phthisie oculaire avec danger d'ophtalmie sympathique. Cette dernière complication était inconnue à l'époque où tous les chirurgiens pratiquaient l'extraction simple. On ne saura jamais, dit M. Wecker (*Annales d'oculistique*, t. 88), parlant de ces irido-choroïdites avec répercussion sympathique possible, combien a coûté d'yeux cette recherche du maximum de linéarité de la section qui poussait de Græfe à porter l'incision dans la sclérotique et à ne permettre aux cataractes volumineuses et dures qu'une issue à peine suffisante.

L'opération avec iridectomie a été généralisée dans le but d'éviter :

1° Les accidents qui résultent des grandes dimensions du lambeau : suppuration, lenteur de la cicatrisation.

2° La hernie de l'iris.

3° Les phénomènes d'iritis et les cataractes secondaires.

Les dimensions du lambeau nécessaire pour l'extraction simple ont été accusées de rendre la coaptation difficile, de prolonger la durée de la cicatrisation, d'exposer aux suppurations de la cornée. Il est certain que les lèvres d'une incision parfaitement linéaire ont plus de tendance à s'appliquer d'une manière exacte que les bords du lambeau que l'on faisait au temps de Daviel, lambeau circonscrit par une incision répondant aux deux tiers de la circonférence de la cornée et que l'on rabattait à la manière d'un couvercle pour achever l'opération. Actuellement, les deux termes de cette comparaison se sont modifiés au point d'arriver presque à se confondre. Les chirurgiens ont reconnu qu'un noyau cristallinien de volume et de consistance moyennes sort facilement par l'ouverture qui résulte d'une incision comprenant ou dépassant peu le tiers de la circonférence de la cornée. Les partisans de l'extraction combinée n'ont pas tardé à renoncer à l'incision linéaire scléroticale insuffisante pour l'issue du noyau opacifié et sont arrivés à tailler un lambeau haut de 3 ou 4 millimètres par une incision cornéenne voisine du limbe scléral. En réalité, qu'on fasse ou non l'iridectomie, une condition essentielle de succès est une ouverture cornéenne permettant facilement l'issue du cristallin opacifié et la brèche faite à l'iris ne permet pas d'en diminuer les dimensions d'une façon considérable. Quand le lambeau est bien taillé et de dimensions suffisantes pour que ses lèvres ne soient pas meurtries par le passage du noyau, la coaptation est parfaite après l'extraction simple. Pour ce qui est des accidents de suppuration, tous les opérateurs s'accordent à reconnaître que le procédé opératoire et les dimensions du lambeau ne jouent dans leur pathogénie qu'un rôle tout à fait secondaire et qu'ils dépendent en partie peut être d'un mauvais état général, mais surtout de phénomènes d'infection.

On n'aura pas plus souvent d'iritis après l'extraction de Daviel qu'après celle pratiquée suivant le procédé de Græfe, si on a soin de faire l'iridectomie toutes les fois que l'iris a été notablement contusionné.

Pour ce qui est de l'enclavement de l'iris, on ne peut se dissimuler qu'il est encore, comme l'a dit Critchett, le point noir de l'extraction simple ; il est certain qu'après l'iridectomie, les angles de l'iris rentrent plus facilement et ont moins de tendance à s'engager de nouveau dans la plaie. Pour arriver à rendre cet accident aussi rare que possible, on excisera tout iris qui rentrera difficilement, on évitera l'atropine et on soumettra au contraire l'œil à l'action de l'ésérine dès que l'extraction sera achevée.

Les causes qui président au développement du prolapsus irien et les moyens d'y remédier sont encore mal connus. Il est infiniment probable que l'hypersécrétion d'humeur aqueuse l'iris étant relâché et appliqué sur la plaie, joue un rôle considérable dans le développement de cette hernie. Mais comment combattre cette sécrétion exagérée du liquide de la chambre antérieure, comment faire qu'une fois produit il s'écoule par la cicatrice sans y refouler l'iris ? — Dans les cas où la hernie de l'iris ne peut être réduite au moyen de la spatule, Mackenzie conseille de faciliter la rentrée de cette membrane en y pratiquant une incision qui permet à l'humeur aqueuse logée derrière elle de s'écouler. Une pression intraoculaire exagérée est certainement aussi une cause prédisposante d'enclavement de l'iris ; un retard dans la cicatrisation de la plaie, un coup sur l'œil en sont des causes occasionnelles.

Les moyens employés jusqu'à ce jour diminuent le nombre des enclavements sans arriver à les supprimer. C'est l'œuvre de l'avenir de rendre le prolapsus irien infiniment rare comme l'antisepsie a fait pour la panophtalmie.

D'ailleurs, après l'extraction combinée, on observe souvent que la chambre antérieure est moins profonde au voisinage de la plaie à laquelle le moignon d'iris est venu s'accoler. Dans un article récent des *Annales d'oculistique* (août 1885),

M. Wecker compare les enclavements de la portion sphinctérienne de l'iris qu'on observe dans l'extraction simple, avec les enclavements de la portion ciliaire et de la capsule, qui sont si fréquents après l'extraction avec iridectomie. L'enclavement, dans une plaie cornéenne, d'une portion de l'iris voisine du sphincter, ne provoque aucune douleur, à tel point que certains opérés chez qui on trouve un prolapsus irien le 4e jour, quand on ouvre l'œil pour la première fois, déclarent n'avoir jamais souffert depuis l'opération ; ces malades guérissent quelquefois avec un déplacement de la pupille, et, dans les cas où l'enclavement étant plus prononcé il y a occlusion pupillaire, on peut presque toujours, par une iridotomie, leur rendre une vision satisfaisante. Au contraire, un enclavement ou un pincement de la capsule ou d'une portion périphérique de l'iris dans une section avoisinant son insertion et courant près de l'angle iridien, provoque aussitôt des douleurs, une sensibilité extrême de l'œil et surtout de la région ciliaire ; des phénomènes d'iritis ou d'irido choroïdite ne tardent pas à apparaître et souvent se prolongent d'une manière désolante.

Les cataractes secondaires sont la conséquence soit d'opacifications de la capsule ou de masses corticales laissées dans l'œil, soit de phénomènes d'iritis. Il est bien certain que la méthode combinée ne met pas à l'abri de ces accidents qui nécessitent souvent une intervention secondaire, de quelque façon qu'on ait opéré. Ces complications ne seront pas plus fréquentes après l'opération de Daviel, si on fait soigneusement, lorsqu'il est nécessaire, le nettoyage à la curette du champ pupillaire et si on considère qu'un froissement considérable de l'iris au cours des manœuvres opératoires commande l'iridectomie secondaire.

La question de l'examen et des soins dont doivent être l'objet les malades à opérer de la cataracte est trop classique pour que nous ayons à y insister. Tous les chirurgiens, avant d'arriver à l'intervention, déterminent la sensibilité rétinienne de l'œil cataracté, ils s'assurent, au moyen de la projection lumineuse, de l'intégrité du champ visuel, ils constatent le degré de conservation des réflexes pupillaires. On devra toujours voir préalablement, comment l'iris subit l'action mydriatique de la cocaïne, et profiter de cette dilatation pupillaire pour reconnaître le mieux possible, par l'éclairage oblique et l'ophtalmoscope, la nature de la cataracte et son degré de maturité.

La perméabilité des voies lacrymales, le bon état des paupières, l'absence de sécrétion conjonctivale, sont des conditions importantes de succès, et, si de ce côté quelque chose laisse à désirer, il vaut mieux remettre l'opération que d'en compromettre le résultat.

La sénilité, même excessive, l'existence d'un mauvais état général, d'une diathèse, d'une altération organique, ne sont pas des contre-indications formelles à l'opération de la cataracte. Pourtant, on ne saurait trop s'attacher à connaître le tempérament et le bilan pathologique du sujet à opérer. Les diabétiques doivent être mis pendant quelque temps au régime, l'antisepsie doit être appliquée chez eux dans toute sa rigueur pour assurer la plaie contre l'infection par la sécrétion muco-purulente dont la conjonctive devient si facilement le siège sous le pansement.

Les affections cardio-pulmonaires qui rendent difficile le séjour au lit, qui exposent aux efforts des quintes de toux, sont une cause fréquente d'enclavement de l'iris ; on s'efforcera, avant d'opérer, d'améliorer l'état des malades ; on n'hésitera pas, pour peu que la réduction de l'iris ne soit pas parfaite, à pratiquer l'iridectomie et on donnera un soin tout particulier à l'application et au maintien des pansements.

L'extraction simple est une opération peu douloureuse par elle-même et, grâce à la cocaïne, on peut la faire aujourd'hui sans que le malade souffre le moins du monde. Il ne saurait plus être question de chloroformer pour l'opération de la cataracte.

Le précieux alcaloïde de la coca en solution de 2 à 5 p. 100, instillé dans l'œil à plusieurs reprises, supprime la douleur du pincement de la conjonctive avec la pince à fixer et de la kératotomie. L'introduction de l'écarteur, le lavage des culs-de-sac ne sont plus pénibles pour le malade ; il en résulte, de la part de ce dernier, une docilité plus grande qui facilite singulièrement l'opération.

Il y avait à peine quelques mois que Köller avait doté l'ophtalmologie de ce nouvel agent anesthésique, quand, de plusieurs côtés, on accusa la cocaïne de produire des enclavements de l'iris et même des suppurations de l'œil.

Les premiers essais sur l'action de la cocaïne combinée, soit avec l'atropine, soit avec l'ésérine, avaient montré que la puissance de ces deux derniers agents est augmentée du fait de leur instillation simultanée avec la cocaïne, fait que Weber a exprimé en disant que l'iris cocaïné est livré à la merci soit des myotiques, soit des mydriatiques. L'action mydriatique de la cocaïne avait paru toute différente de celle de l'atropine, elle était de courte durée et cédait aux instillations d'ésérine. A un moment donné, plusieurs ophtalmologistes émirent l'avis que la dilatation pupillaire produite par la cocaïne prédispose aux hernies de l'iris, après l'opération de la cataracte, au même titre que la mydriase atropinique. A la clinique ophtalmologique de l'Hôtel-Dieu, on observa pendant plusieurs semaines une anesthésie moins parfaite et un nombre anormal d'enclavements de l'iris. M. le professeur Panas, soupçonnant une impureté du produit, se procura d'autre cocaïne, les accidents disparurent et l'analyse chimique du médicament incriminé, faite par M. Calmels, sous-chef de laboratoire à l'Hôtel-Dieu, démontra qu'il était mélangé d'un dérivé de l'hygrine, autre alcaloïde de la coca.

Pour ce qui est des panophtalmites, il faut en chercher la cause ailleurs que dans une action propre à la cocaïne ; elles relèvent d'une infection soit accidentelle, soit produite par la solution altérée et contenant des germes. Keyser qui, sur

7 extractions a eu 3 panophtalmies, s'était servi d'une solution de cocaïne qui était trouble (*Therapeutic Gaz.*, 1885.) Rien n'est venu justifier l'hypothèse que la cocaïne ait une action trophique en même temps qu'une action anesthésique.

Le trouble qui se produit assez rapidement dans les solutions de chlorhydrate de cocaïne est surtout un phénomène chimique. Une solution fraîche de chlorhydrate de cocaïne, soumise, en tube scellé, pendant quelques heures à l'action de la chaleur dans une étuve, laisse déposer par refroidissement des cristaux d'acide benzoïque faciles à caractériser. Cette réaction, que j'ai pu suivre grâce à l'obligeance de M. Calmels, consiste en un dédoublement de la cocaïne en acide benzoïque et une base que Wœhler a nommée ecgonine. Cette même décomposition se produit lentement à la température ordinaire ; les solutions anciennes de chlorhydrate de cocaïne sont moins actives et elles se troublent. Si, dans un tube à essai, on traite ce liquide trouble par de l'éther, on le voit s'éclaircir et il se forme dans le tube deux couches : à la partie inférieure la solution aqueuse limpide et au-dessus l'éther contenant l'acide benzoïque en solution ; entre ces deux couches, on voit un disque formé par les poussières qui sont tombées dans le flacon. Dans une goutte de solution de cocaïne trouble, recueillie au fond d'un flacon, nous avons pu voir au microscope de gros cristaux d'acide benzoïque, des cocci, des spores de champignons, plus des poussières ou débris inorganiques. M. Vacher a vu des solutions datant de plusieurs mois se peupler de mucédinées et de zygomycètes à l'instar des solutions de chlorhydrate de morphine.

Pourtant, loin de favoriser le développement des germes, la cocaïne est antiseptique. MM. Charpentier et Dubois ont communiqué à la Société de biologie les résultats de leurs recherches, qui montrent que le chlorhydrate de cocaïne produit un ralentissement dans les fermentations au même titre et à peu près dans les mêmes proportions que le font le chlorhydrate de quinine, de strychnine, etc. Le Dr Rigolet (thèse de Paris,

1885), a constaté dans une série d'expériences que le chlorhydrate de cocaïne en solution à 1 p. 0/0, mis en contact avec des bactéries de la putréfaction, produit sur elles un certain effet d'engourdissement ; cet alcaloïde retarde d'une façon notable les fermentations, met un temps d'arrêt dans le développement des micro-organismes.

Le chlorhydrate de cocaïne en solution plus forte, 3 ou 5 p. 0/0, peut donc être considéré comme un véritable antiseptique, et, si les solutions exposées à l'air finissent par contenir des spores, des microbes et des champignons, c'est parce que la cocaïne se décompose et que, à l'égal des antiseptiques faibles elle ne détruit pas les germes et n'arrête pas indéfiniment leur développement.

Les solutions de salicylate de cocaïne auraient l'avantage de rester longtemps inaltérées, soit que les solutions de ce sel soient plus stables, soit à cause de l'action antiseptique de l'acide salicylique.

En résumé, pour que les solutions de cocaïne soient actives, limpides et antiseptiques, il suffit qu'elles soient fraîchement préparées et il est inutile d'ajouter, comme on l'a fait aux solutions, de l'eau de laurier-cerise, du sublimé. Ce dernier agent a l'immense inconvénient de précipiter une partie de la cocaïne.

Pour terminer ce qui a trait à la cocaïne, envisagée comme antiseptique, je rapporterai ici l'opinion du Dʳ Dransart qu'il est intéressant d'opposer à celle des opérateurs qui ont accusé la cocaïne de produire des suppurations de l'œil.

Depuis un an, à sa clinique de Somain, Dransart, pour atténuer les douleurs de l'iridectomie, a l'habitude d'injecter, au moyen d'une seringue à aspiration de Bowman, légèrement modifiée, 10 à 15 gouttes d'une solution de cocaïne à 3 0/0 dans la chambre antérieure dès qu'il a fait l'incision cornéenne. Depuis cette époque il n'a pas eu un seul cas de suppuration du globe oculaire à la suite de l'opération de la cataracte ; il considère ce fait comme un argument fourni par la clinique en faveur de l'action antiseptique de la cocaïne, démontrée expérimentalement par Dubois et Rigolet.

L'incision cornéenne est le temps le plus important de l'extraction : elle doit être suffisamment grande pour que le noyau cristallinien et son accompagnement sortent sans difficulté ; elle doit être nette et pas trop périphérique, pour que la plaie se coapte bien et pour se mettre en garde contre les enclavements.

Ses dimensions doivent varier suivant l'idée qu'on s'est faite sur la nature et le volume de la cataracte ; d'après la plupart des opérateurs, l'incision doit comprendre au moins le tiers supérieur de la circonférence de la cornée. A ce point de vue, on n'oubliera pas qu'une incision trop petite peut avoir les conséquences les plus fâcheuses (fragmentation du cristallin, nécessité d'agrandir l'incision, contusion de ses bords), tandis qu'un certain excès de grandeur, sans offrir aucun inconvénient, permet la sortie d'emblée de tout le contenu de la cristalloïde et élimine le temps de la toilette.

On se sert généralement, pour sectionner la cornée, d'un couteau de Graefe. Cette lame étroite, qui lorsqu'on la manie habilement est un instrument parfait, a l'inconvénient, pour peu qu'on laisse échapper trop vite l'humeur aqueuse, d'exposer aux lésions de l'iris. C'est pour éviter cet accident que plusieurs opérateurs se servent de lames beaucoup plus larges, mais ces couteaux, s'ils ont l'avantage de maintenir l'iris pendant la section cornéenne de même que le couteau de Beer, ont le même inconvénient, on les dirige moins aisément et, dans certains cas, on taille, sans le vouloir, un lambeau conjonctival qui peut remplir de sang le champ opératoire, — l'extraction de Daviel doit se faire sans une goutte de sang, — ou gêne la cicatrisation en s'interposant entre les lèvres de la plaie.

L'incision scléroticale, telle que la recommandait Graefe,

expose aux enclavements de l'iris ; la tendance actuelle est de la reporter en plein tissu cornéen. M. Panas indique comme terrain de choix le limbe scléro-cornéen qui réunit la vitalité du tissu propre de la cornée à la résistance anti-suppurative de la sclérotique ; l'incision ainsi placée a encore cet avantage que la cicatrice se confond avec le géroutoxon, et comme l'iris n'a pas été touché, il n'y a pour ainsi dire pas trace de l'opération. D'autres auteurs recommandent l'incision centrale ou paracentrale, quelques-uns la pratiquent dans la cornée transparente, parallèlement au limbe scléral à 1 ou 2 millimètres de ce dernier. Au point de vue de l'enclavement de l'iris, une incision trop périphérique paraît devoir être évitée parce que, plus on se rapproche de l'angle irido-cornéen, moins la chambre antérieure est profonde, plus il y a à craindre que l'iris, s'accolant à la plaie, l'humeur aqueuse s'accumule en arrière de lui et favorise la hernie.

La kystitomie, second temps de l'extraction simple, se fait aisément sans blesser l'iris, pourvu qu'on ait soin de diriger en avant le talon mousse de l'instrument, aussi bien en le sortant qu'en l'introduisant. Dans le cas de cataracte capsulo-lenticulaire, on peut faire la kystitomie avec une pince spéciale qui sert à enlever les parties opaques de la capsule.

Pour procéder à l'extraction proprement dite, le chirurgien fait bailler les lèvres de la plaie avec une petite spatule, et, pressant sur le cristallin par l'intermédiaire de la cornée au moyen du bord convexe d'une curette, au point diamétralement opposé au sommet de l'incision, il fait basculer la lentille dont le bord supérieur se porte en avant, soulève la partie supérieure de l'iris, traverse l'orifice pupillaire, puis vient à l'extérieur en écartant les lèvres de la plaie cornéenne ; quand le cristallin ne peut sortir parce qu'il est coiffé par l'iris, il suffit quelquefois d'en dégager le bord pupillaire avec une petite spatule.

Quand le noyau cristallinien a été évacué, l'opération n'est pas finie ; la sortie des masses corticales doit être l'objet d'une attention toute particulière. Il est important à ce moment de l'opération, d'explorer le champ pupillaire à l'aide de l'éclairage oblique, et le mieux est d'utiliser la lumière électrique. On découvre ainsi quelquefois des masses corticales dans une pupille qui paraissait absolument noire. Pour faire la toilette du champ opératoire, quelques chirurgiens se contentent d'exercer de légères pressions sur la cornée, soit avec une spatule, soit par l'intermédiaire de la paupière ; d'autres se servent de la curette de Daviel, qu'ils introduisent dans la chambre antérieure, autant de fois qu'il est nécessaire, pour évacuer toutes les masses corticales. Si on a la patience de laisser reproduire un peu l'humeur aqueuse, on arrivera, par des pressions convenablement dirigées sur la cornée, à amener sur la gouttière de l'instrument de Daviel toutes les parties encore molles du cristallin. Ces manœuvres sont considérées comme nécessaires par la plupart des ophtalmologistes allemands, bien qu'ils fassent en général l'iridectomie ; après l'extraction simple, elles sont presque toujours la condition nécessaire d'une bonne toilette du champ pupillaire et elles sont sans danger, grâce à l'antisepsie des instruments et à l'emploi de la cocaïne qui, outre qu'elle rend l'œil hypotone, empêche le malade de souffrir et le rend, en général, très docile. Ces conditions expliquent la disparition presque complète des pertes du corps vitré en dehors d'altérations de la zonule.

Dès que les accompagnements de la cataracte ont été évacués, on doit instiller de l'ésérine pour faire contracter l'iris et éviter un prolapsus.

L'antisepsie dans l'opération de la cataracte doit consister en un lavage soigné du champ opératoire avant et après l'extraction. A la clinique de l'Hôtel-Dieu, M. Panas se sert de la solution suivante : Eau, 1000 gr. ; alcool, 20 gr. ; biiodure d'hydrargyre, 0,05 gr. Ce liquide n'est pas du tout irritant pour l'œil et il a une puissance antiseptique plus considérable que l'acide borique et le sublimé, comme l'ont démontré les recherches de M. le professeur Panas, communiquées à l'Académie dans la séance du 28 mars 1885.

M. Vacher (*Gazette hebdomadaire*, 4 septembre 1885), recommande comme antiseptique applicable à la chirurgie oculaire l'iodhydrargyrate d'iodure de potassium ; ce sel, qui a l'avantage d'être facilement soluble, est un mélange à parties égales de biiodure de mercure et d'iodure de potassium.

Au congrès d'Heidelberg (1885), Sattler a déclaré qu'il donne la préférence à une solution de sublimé au 5000°, saturée de biiodure de mercure.

Dans ces derniers temps, M. le professeur Panas a pratiqué méthodiquement après l'opération de la cataracte le lavage de la chambre antérieure ; au moyen d'une seringue spéciale introduite entre les lèvres de la plaie, il injecte dans l'œil une certaine quantité de sa solution de biiodure. M. Panas estime que ce *lavage intra-oculaire* est un élément indispensable à l'antisepsie opératoire dans l'extraction de la cataracte ; en effet, si on considère qu'on a dû introduire dans l'œil des instruments dont on n'est jamais absolument sûr au point de vue antiseptique, que l'œil a été ouvert et exposé aux germes extérieurs, qu'une bulle d'air a pu séjourner sous la cornée, on n'hésite pas à reconnaître que ce n'est qu'une antisepsie illusoire que celle qui consiste à laver la conjonctive et les lèvres de la plaie. D'ailleurs, n'a-t-on pas vu quelquefois des panophtalmites débuter, non par les bords de l'incision, mais par une iritis suppurative. Sur un nombre d'opérations de cataracte déjà considérable où ce lavage intra-oculaire a été pratiqué, il ne s'est pas produit une seule suppuration de l'œil dans le milieu nosocomial de l'Hôtel-Dieu.

Après ces injections, on a observé, généralement au niveau de la cornée, des opalescences partant de l'incision et descendant en forme de stalactites ; cette teinte laiteuse, due sans doute à l'infiltration de gouttelettes du liquide entre les lames de la cornée et à la formation d'un albuminate de mercure, persiste quelquefois assez longtemps sans altérer du reste la beauté du résultat définitif. Le liquide injecté n'a pas paru exercer sur l'iris d'action irritante considérable, pourtant il n'était pas sans intérêt de voir expérimentalement comment l'iris supporte les différents antiseptiques et quel est le meilleur à employer pour ces lavages intra-oculaires. Dans ce but nous avons fait, avec M. Vassaux, au laboratoire de la clinique ophtalmologique, des recherches qui seront publiées à la fin de ce travail.

Une fois l'opération terminée, quelques chirurgiens appliquent sur la plaie de l'iodoforme, soit finement pulvérisé, soit en glycérolé.

M. Galezowski se sert de rondelles de gélatine pour pratiquer l'occlusion immédiate et la coaptation de la plaie cornéenne après l'opération de la cataracte sans iridectomie.

Avant de faire le pansement, on introduit entre les paupières un peu de pommade à la vaseline, rendue antiseptique par l'addition de biiodure de mercure, puis on applique sur chaque œil une rondelle de toile fine, des ronds superposés d'ouate phéniquée et une bande modérément serrée.

Ordinairement, on n'ouvre les yeux qu'après quatre jours, sauf indications spéciales, mais toutes les vingt-quatre heures on enlève les pièces du pansement et, les yeux restant fermés, on lave doucement les paupières. Dans les cas normaux, la petite rondelle de toile placée immédiatement sur les paupières est sèche ou seulement légèrement humectée par les larmes. Si elle est souillée par du muco-pus en assez grande abondance, si en même temps les paupières sont tuméfiées et si le malade souffre, on doit craindre une complication et ouvrir immédiatement les paupières.

Lorsqu'on ouvre l'œil pour la première fois, on est frappé, le plus souvent, de l'absence complète de réaction inflammatoire du côté de la conjonctive; on devra souvent recourir à ce moment aux instillations d'atropine pour empêcher ou pour rompre les synéchies iriennes possibles.

C'est un moment important et souvent difficile à saisir que

celui où il faut commencer les instillations d'atropine. Quelquefois, dès le 4e ou 5e jour, il existe des synéchies iriennes qui ne cèdent plus aux mydriatiques et, dès lors, on n'a plus, quoiqu'on fasse, cet iris parfaitement libre présentant le phénomène de l'iridonésis avec une pupille bien ronde et mobile. A ce point de vue, il y aurait avantage à imiter la conduite de quelques opérateurs qui ouvrent l'œil avant quatre jours. D'autre part, l'atropine instillée avant la formation d'une cicatrice suffisamment résistante a l'inconvénient d'augmenter la pression intra-oculaire et d'exposer à la production d'une cicatrice saillante, peut être même à un enclavement partiel de l'iris. Dans les deux hypothèses, il est indiqué d'instiller en même temps que l'atropine, de la cocaïne, qui augmente son action mydriatique et diminue la tension intra-oculaire.

A partir du 4e jour, on laisse ordinairement libre l'œil non opéré ; on cesse le plus souvent vers le 7e ou 8e jour tout pansement compressif et on ne laisse qu'un bandeau flottant devant l'œil. Le pansement a des inconvénients, il rend moins faciles les instillations de collyres indiquées dans quelques cas, il entretient quelquefois une conjonctivite et favorise l'entropion, mais d'autre part il faut se garder de l'ôter trop tôt pour éviter la rupture ou la distension de la cicatrice cornéenne qui reste longtemps très faible. Dans le courant de cette année, M. Vassaux, chef du laboratoire de la clinique ophtalmologique, a constaté sur l'œil d'une malade morte de pneumonie, dix jours après une opération de cataracte, que la cicatrisation n'existait, à proprement parler, qu'au niveau de l'épithélium antérieur de la cornée qui avait proliféré et avait poussé un prolongement en coin entre les lèvres de la plaie ; au niveau des lames antérieures le tissu cornéen présentait un développement assez considérable d'éléments nucléaires, tandis que les lames profondes de la cornée et la membrane de Descemet ne présentaient pas encore trace d'un processus cicatriciel.

Vers la même époque, j'ai eu l'occasion de voir au laboratoire du professeur Bœker, à Heidelberg, des préparations de cornées de lapin incisées dans le but d'étudier les phénomènes de cicatrisation et sur lesquelles on pouvait constater un état analogue des lèvres de la plaie.

INDICATIONS DE L'IRIDECTOMIE.

Je me propose d'envisager l'iridectomie dans l'extraction de la cataracte à un double point de vue : d'abord, suivant le moment où il convient de la pratiquer, puis, suivant la source d'où émane l'indication. Cette manière de faire expose à certaines redites, mais c'est la façon qui m'a paru la plus convenable pour donner un exposé net et complet de cette question.

I.

A. L'iridectomie *préparatoire* qu'on exécute un certain temps avant l'extraction, présente l'inconvénient considérable de condamner les malades à deux opérations. Aussi, cette façon de procéder ne saurait être appliquée à la généralité des cas, comme le proposait Mooren. (Méthode d'extraction à temps séparés.)

Dans trois cas, on devra faire l'iridectomie préalable :

Si on veut faire la maturation artificielle par le procédé de Förster ; quand on se trouvera en présence de cataractes circonscrites centrales mûrissant avec une lenteur désespérante. (Iridectomie optique.)

D'après beaucoup d'auteurs, l'iridectomie préparatoire doit être faite dans les cas de cataracte glaucomateuse. Arlt, dans son article du Compendium de Græfe et Sœmisch, insiste sur cette indication ; il conseille de pratiquer dans ces cas l'iridectomie six à huit semaines avant l'extraction. Cette façon d'agir, que M. Panas recommande beaucoup dans ses cours, doit évidemment donner plus de sécurité. Lorsqu'on sera en présence d'yeux à tonus exagéré, dans lesquels la zonule est sans doute tiraillée ou rompue, qui contiennent un corps vitré liquide et comprimé, on devra d'abord diminuer, autant que possible, la tension intra-oculaire par les instillations d'ésérine et de pilocarpine, puis par des sclérotomies, répétées s'il le faut, et alors seulement se posera la question de savoir s'il vaut mieux avoir recours à l'extraction simple avec un lambeau suffisant pour permettre l'issue facile de la cataracte, ou si l'on préfère l'extraction combinée à temps séparés. La première méthode évite les tiraillements de la zonule et, d'une façon générale, donne moins de pertes du corps vitré.

B. L'iridectomie *primitive*, celle qu'on fait dans l'extraction combinée classique avant la kystitomie, ne répond qu'à un nombre très limité d'indications : étroitesse de la pupille et raideur de l'iris s'opposant à la sortie du noyau, synéchies postérieures difficiles à rompre. Dans ce cas, on peut faire l'iridectomie et la kystitomie avec le couteau en même temps que l'incision cornéenne (opération de Wenzel). Outre ces deux indications, il faut tenir compte de celles qui peuvent résulter de l'indocilité, d'un état nerveux du malade ou d'une affection organique empêchant le séjour calme au lit.

A part ces cas, il y aura toujours avantage à commencer l'opération avec l'intention de respecter l'iris, quitte à faire l'iridectomie secondaire si, au cours de l'opération, elle est jugée nécessaire.

C. L'iridectomie *secondaire*, celle que l'on fait après l'issue du cristallin, est très rarement pratiquée aujourd'hui. Elle a été préconisée par Græfe et Jacobson, avant que l'extraction combinée ait été érigée en méthode, dans le but d'éviter l'inflammation de l'iris, contusionné par le passage du cristallin ou étant venu faire saillie entre les lèvres de la plaie. Dans la période d'incertitude et pour ainsi dire de transition que nous traversons, jusqu'au jour où nous connaîtrons bien les causes de l'enclavement de l'iris et les moyens d'y remédier, cette opération devrait être pratiquée aussi souvent, ce me semble, que l'iridectomie primitive, car la perfection du résultat à laquelle nous devons tendre de toutes nos forces doit évidemment être sacrifiée, quand les circonstances l'exigent, à la sécurité et à l'intérêt le plus pressant du malade. Toutes les fois que l'iris ayant été contusionné rentre mal, s'il sort plusieurs fois, s'il montre une tendance à sortir par une encoche de la pupille si petite qu'elle soit, surtout si, en même temps, la plaie est mal coaptée, on ne devra pas hésiter, pour éviter l'enclavement de l'iris probable, à pratiquer l'iridectomie.

Il est aussi difficile qu'inutile de chercher à fixer le chiffre précis des cas dans lesquels l'iridectomie est indiquée ; ces estimations ne pourraient d'ailleurs être étayées sur des statistiques rigoureuses, attendu qu'on ne saurait, d'une manière absolue, conclure du résultat bon ou mauvais d'une opération que le procédé opératoire a été bien ou mal choisi ; mais d'un grand nombre de faits soigneusement observés, il m'est resté cette impression générale que l'iridectomie primitive est indiquée à peu près dans 1 cas sur 10, l'iridectomie secondaire, dans les mêmes proportions, de sorte que quatre fois sur cinq opérés environ, on pourrait garder l'iris intact.

D. La conduite à tenir en présence d'un prolapsus de l'iris consécutif à une opération de cataracte est une question encore mal résolue. Tandis que certains opérateurs laissent la portion d'iris herniée s'atrophier spontanément et se confondre avec la cicatrice cornéenne, d'autres recommandent de hâter ce travail cicatriciel par des cautérisations au nitrate d'argent ou au galvano-cautère. La résection de l'iris, qui pourrait peut-être donner de bons résultats si on la faisait peu de temps après l'extraction de la cataracte, réussit en général médiocrement dans les conditions où on la pratique d'habitude, c'est-à-dire après quatre ou cinq jours ou plus. C'est une intervention douloureuse qui rouvre une plaie mal réunie; il en résulte souvent une cicatrice cétalique dans laquelle s'engage quelquefois une nouvelle portion d'iris. Cette excision de l'iris doit être faite ordinairement après anesthésie par le chloroforme, car elle demande, pour être bien exécutée, le plus grand calme de la part du malade.

II

Les indications de l'iridectomie dépendent :
a) De l'état de l'œil.
b) Du malade.
c) Des circonstances extérieures.

(*a*) Dans les cas où le cristallin ne pouvait sortir à cause de l'étroitesse de la pupille ou des adhérences de l'iris à la capsule, *Daviel incisait l'iris*. D'après un certain nombre d'opérateurs, la simple incision de l'iris facilite beaucoup la sortie du cristallin, elle ne laisse qu'une déformation insignifiante et aucun inconvénient pour le malade; pourtant l'iridotomie n'est pas entrée dans la pratique courante comme temps de l'extraction de la cataracte.

Chez quelques sujets, principalement chez certains vieillards, l'iris ne peut arriver, sous l'action de la cocaïne, qu'à une dilatation insuffisante; il présente en même temps une raideur qui s'oppose au passage du cristallin. Cet état de l'iris commande le plus souvent l'iridectomie, soit qu'on la pratique d'emblée après l'incision de la cornée, soit qu'elle s'impose par suite de l'impossibilité de sortir le noyau ou d'obtenir une bonne réduction de l'iris.

L'existence de synéchies iriennes n'est une indication de

l'iridectomie que si on ne peut arriver facilement à les rompre. Wenzel détruisait ces adhérences au moyen de son aiguille d'or. Ces yeux qui présentent des synéchies postérieures sont souvent le siège soit de glaucome chronique, soit d'irido-choroïdite ancienne et c'est dans ces conditions que se produit le plus souvent le prolapsus du corps vitré.

Une autre complication plus rare, mais particulièrement redoutable des opérations de cataracte, c'est l'hémorrhagie parfois assez abondante pour amener la perte de l'œil et nécessiter l'énucléation. Ce grave accident survient de préférence chez les athéromateux, dans des yeux à tonus exagéré, peut être favorisé par les efforts du malade. Il est difficile de dire lequel des procédés opératoires prédispose le plus à cette complication ; chez le malade de M. Warlomont, dont les deux yeux furent perdus par le fait d'hémorrhagie post-opératoire, l'extraction avait été pratiquée une fois avec iridectomie et sur l'autre œil sans toucher à l'iris.

Le volume du noyau et l'abondance des masses corticales molles ne doivent pas être considérés nécessairement comme des indications de l'iridectomie. Dans ces deux cas on pourra tenter l'extraction de Daviel. Pour ce qui est du noyau volumineux et dur on arrivera généralement à l'extraire sans ébrécher l'iris, si cette membrane est souple et qu'on ait fait une bonne incision cornéenne. Les masses corticales non adhérentes sortent presque toujours aisément à l'aide de la curette de Daviel ; pour ce qui est des débris capsulaires, adhérents à la zonule, tous les opérateurs conseillent de ne point insister pour les extraire et de laisser à une intervention ultérieure le soin de faire disparaître la cataracte secondaire dont ils sont ordinairement le point de départ. D'ailleurs, dans ces deux cas, on a la ressource de réséquer après l'extraction du cristallin le lambeau d'iris, soit contusionné par le passage du noyau, par les introductions répétées de la curette, soit hernié entre les lèvres de la plaie et rentrant difficilement.

(b) Indications dépendant du malade. — Le fait seul qu'un malade a un œil perdu, fût-ce des suites d'une opération de cataracte, n'a aucune valeur comme indication de l'iridectomie. Maintes fois M. Panas a opéré des individus qui étaient dans ce cas, et, sauf contre-indication spéciale, il a pratiqué l'extraction simple. Les malades qui font l'objet des observations IV et V avaient tous deux perdu un œil du fait d'une opération de cataracte; ils ont été opérés dans la même séance et avec un résultat parfait.

Dans les mauvais états généraux, sénilité, diabète, affections du foie, les conditions de guérison sont certainement moins favorables, on doit craindre davantage les accidents de suppuration, mais il ne me semble pas que l'iridectomie puisse rien faire pour assurer un bon résultat.

L'état nerveux du malade est très important à considérer, c'est souvent l'indocilité du patient, soit pendant, soit après l'opération qui compromet le succès en occasionnant un enclavement de l'iris. Soit qu'à une opération précédente, le malade ait rendu difficile l'œuvre du chirurgien, soit qu'il ait mal supporté les pansements ou bien, si on a affaire à quelqu'un de ces vieillards qui, sous l'influence d'une sorte de spasme tonique, serrent les paupières dès qu'on veut les leur écarter, ou enfin si la façon dont le malade réagit aux premiers temps de l'opération décèle une excitabilité anormale, on ne devra pas hésiter dans tous ces cas à réséquer un fragment d'iris afin de s'exposer moins aux inconvénients de l'enclavement.

L'anesthésie chloroformique, il est vrai, peut rendre le chirurgien maître de ces malades, mais seulement tant que dure l'opération, et, chez ces sujets indociles ou nerveux, l'enclavement peut se produire après l'extraction la plus régulière, alors que l'iris a été réduit aussi bien que possible.

Chez les malades atteints de bronchite chronique, le prolapsus de l'iris peut se produire sous l'influence des efforts de toux; on devra chez eux faire l'iridectomie.

Dans les cas où les malades sont pris de délire les jours qui suivent l'opération, il y aurait intérêt à avoir fait l'iridectomie, mais il est presque toujours impossible de prévoir cet accident. Ces troubles intellectuels consistant le plus souvent en hallucinations, disparaissent ordinairement dès qu'on permet au malade de voir en n'appliquant le pansement que sur l'œil opéré.

(c) Les circonstances extérieures qui demandent l'iridectomie sont toutes celles qui s'opposent au maintien permanent et assuré d'un pansement convenable sur l'œil pendant les quelques jours qui suivent l'opération.

Cette année même, à l'époque des grandes chaleurs, M. de Wecker a pratiqué pendant quelque temps à sa clinique une petite iridectomie dans les opérations de cataracte, parce que, en raison de la température accablante, les malades défaisaient leur pansement ou quittaient leur lit.

De même on fera bien de soumettre à l'iridectomie les malades qu'on n'aura pas sous la main et auxquels on ne pourra pas, si cela devenait nécessaire, desserrer ou refaire le pansement.

Je n'ai pas discuté les indications d'une iridectomie incomplète n'allant pas jusqu'au bord ciliaire. Cette incision partielle de l'iris intéressant seulement la partie voisine de l'orifice pupillaire (sphinctérectomie), si elle n'a pas tous les inconvénients d'une large iridectomie, n'en a pas sans doute les avantages, car elle est peu pratiquée.

J'aurais pu rapporter ici un grand nombre d'observations montrant les bons résultats de la méthode de Daviel ; je n'aurais eu qu'à prendre au hasard parmi les histoires des malades opérés ces dernières années à la clinique ophtalmologique de l'Hôtel-Dieu. Cette accumulation de faits aurait été ennuyeuse ; j'ai préféré me borner à un certain nombre d'observations offrant quelque particularité instructive.

Les statistiques d'opérations de cataractes sont particulièrement peu probantes et difficiles à établir, parce que les résultats sont subordonnés à un grand nombre de circonstances extérieures et ne dépendent pas seulement du choix judicieux du procédé et de l'habileté de l'opérateur. Certains malades sortent une première fois avec une vision médiocre, qui auront définitivement un résultat parfait, grâce à une intervention secondaire. Le fait dominant de ces derniers temps pour ce qui concerne la clinique de l'Hôtel-Dieu, c'est l'influence de l'antisepsie rendant infiniment rares les accidents de suppuration et les faisant disparaître complètement à partir du moment où M. le professeur Panas a pratiqué méthodiquement le lavage intra-oculaire après l'opération de la cataracte.

OBSERVATION I.

Extraction simple. — Attaque de rhumatisme articulaire.
Absence de complication irienne.

R..., 63 ans, rhumatisant, santé générale d'ailleurs satisfaisante. L'œil gauche présente une cataracte dont le début remonte à quatre ans, depuis près de trois ans la vue est perdue de ce côté ; à droite, commencement d'opacité cristallinienne.

Dans l'œil gauche, la chambre antérieure est assez profonde. Perception de la flamme d'une lampe à 3 mètres, projection lumineuse correcte. L'iris se dilate bien par la cocaïne, les réflexes pupillaires lumineux et accommodatif sont conservés, la cataracte a un aspect gris uniforme.

Voies lacrymales libres. Urines normales.

L'opération est retardée par l'existence d'un peu de conjonctivite et des poussées d'iritis.

22 mai. Extraction sans iridectomie. Le cristallin sort facilement, les masses corticales suivent sans qu'il soit nécessaire de faire un nettoyage prolongé. Une bulle d'air introduite dans la chambre antérieure est chassée par l'injection de biiodure, le bec de la seringue favorise la rentrée de l'iris.

Le 24. Pas de douleurs ni de sécrétion.

Le 26. On ouvre l'œil opéré. Absence complète de réaction inflammatoire, la plaie est réunie, la chambre antérieure est reformée. Pupille parfaitement régulière et contractile.

Depuis hier, le malade éprouve une douleur dans les coudes et les bras. Ce matin la douleur a disparu du bras droit, mais elle persiste du côté gauche. L'articulation tibio-tarsienne droite est douloureuse, sans gonflement ni rougeur, mais elle est un peu plus chaude que celle du côté gauche.

Température axillaire variant de 38° à 39°.

Le malade prend tous les jours 3 grammes de salicylate de soude, les douleurs se calment après sept jours.

5 juin. Champ pupillaire bien net, la pupille arrondie réagit à la lumière. Astigmatisme $= 2\ 1/2$ D.

Le malade ne sachant pas lire, on se contente de noter qu'il distingue nettement les objets avec un verre convexe de 10 dioptries.

OBSERVATION II.

M..., 64 ans, entre salle Saint-Julien, à l'Hôtel-Dieu, le 19 mai 1885, pour se faire opérer d'une cataracte de l'œil droit.

Il a été opéré l'année dernière d'une cataracte de l'œil gauche après instillation de cocaïne. Après l'incision de la cornée, la pupille s'est rétrécie et il a été impossible d'extraire le noyau cristallinien. On s'est alors décidé à pratiquer l'iridectomie, et, malgré cette ouverture faite à l'iris, il a fallu aller chercher avec la curette le cristallin, qui était volumineux et sclérosé en masse. Pendant ces manœuvres, il s'est écoulé une faible quantité de vitréum.

Les jours suivants, le malade a un peu de délire; la nuit, il enlève son pansement, il se produit de la sécrétion conjonctivale, du chémosis; ces accidents se calment sans qu'il y ait eu suppuration de la cornée, mais il survient du côté de l'iris des phénomènes inflammatoires qui aboutissent à une oblitération pupillaire. Une irido-capsulotomie lui a rendu une pupille transversale, ovalaire, très noire.

La cataracte de l'œil droit a débuté il y a trois ans. Il compte encore les doigts à 50 centimètres. Perception et projection lumineuses correctes. Pas traces d'iritis. Cataracte d'aspect blanc laiteux. Urines normales.

Extraction simple le 29 mai. La kystitomie est un peu difficile. Après la toilette de la pupille, il s'écoule un peu de corps vitré. Le pansement compressif est fait soigneusement et on n'y touche qu'après deux jours.

2 juin. On ouvre l'œil opéré, qui ne présente pas trace de réaction inflammatoire. L'œil gauche est laissé libre.

Le 3. Le malade souffre d'une amygdalite phlegmoneuse avec fièvre et qui nécessite une incision.

Le 9. L'amygdalite est guérie sans que l'œil opéré ait souffert du mauvais état général du malade.

Exeat le 22 juin. Pupille très légèrement attirée en haut.

V. OD. = 1/2 avec + 10 et + 4 cylindrique, axe horizontal.

OBSERVATION III.

D...., 71 ans, entre salle Saint-Julien, à l'Hôtel-Dieu, le 23 mai 1885, porteur d'une cataracte sénile double.

Il est d'une bonne santé habituelle et sa vue était bonne lorsque, il y a deux ans, elle a commencé à baisser, plus vite du côté droit. Depuis deux mois, le malade ne peut plus se conduire ; il voit passer l'ombre de la main, mais ne distingue rien.

L'iris réagit bien à la lumière, la cocaïne dilate moyennement. Il voit la flamme d'une lampe à 4 mètres de l'œil droit, à 5 mètres de l'œil gauche. Bonne projection.

Cataractes blanches. Du côté droit, la capsule paraît crayeuse sur quelques points.

Voies lacrymales libres. Urines normales.

29 mai. Extraction sans idridectomie de la cataracte de l'œil droit. L'indocilité du malade rend difficile l'opération et surtout la toilette de la pupille. Lavage intra-oculaire.

Au 4e jour, on ouvre l'œil ; le résultat de l'opération est très bon, la chambre antérieure est bien reformée. On découvre l'œil gauche.

6 juin. Un peu d'entropion et de conjonctivite. Bandeau flottant.

Le 15. Pupille bien noire, régulière, imparfaitement contractile.

3 juillet. Extraction de la cataracte de l'œil gauche. Gros noyau cristallinien. L'iris rentre péniblement. Le malade fait constamment des mouvements des paupières, ce qui rend très difficiles les dernières manœuvres opératoires ; il finit par rabattre le lambeau cornéen et fait ressortir l'iris, qu'on réussit à rentrer, mais sans que la pupille devienne complètement ronde ; il reste une petite encoche à la partie supérieure.

Les jours suivants, le malade ne se plaint pas ; il n'y a ni rougeur, ni gonflement des paupières.

7 juillet. On constate, à l'ouverture de l'œil, une hernie de l'iris sans beaucoup d'inflammation.

Le lendemain, après instillation de cocaïne, on résèque la partie herniée de l'iris ; le malade remue son œil, serre les paupières et empêche qu'on puisse bien réduire l'iris.

Les jours suivants, la plaie devient légèrement staphylomateuse, et il persiste un enclavement total de l'iris.

Quand le malade part à Vincennes, l'acuité visuelle de l'œil droit est 3/4 avec un verre sphérique convexe de 12 dioptries ; sur l'œil gauche, une iridotomie sera nécessaire.

OBSERVATION IV.

Ch..., 58 ans, salle Saint-Julien.

Bonne santé habituelle. Bonne vision antérieure.

L'œil gauche est perdu par suite d'une opération de cataracte pratiquée il y a deux ans. La cornée est le siège d'un leucome presque total, et, de cet œil, le malade distingue à peine le jour de la nuit.

De l'œil droit, la vue a commencé à baisser il y a dix-huit mois, et, depuis près d'un an, le malade ne voit plus assez pour se conduire. Il y a de ce côté une cataracte d'aspect blanc grisâtre, l'iris n'est pas enflammé et réagit bien à la lumière.

La flamme d'une lampe de moyenne intensité est distinguée à 5 mètres. Projection lumineuse correcte.

Urines normales.

15 juin. Extraction sans iridectomie. Le noyau cristallinien entraîne des parcelles de pigment irien. Lavage de la chambre antérieure ; le liquide entraîne encore de l'uvée.

Pas de douleurs les jours suivants. Infiltration cornéenne assez intense et persistante. La plaie se cicatrise bien. Un peu d'iritis, quelques adhérences rendent la pupille allongée transversalement.

Exeat le 12 juillet. Pupille très légèrement irrégulière, cornée encore très faiblement opalescente.

Le malade (qui ne sait pas lire) distingue nettement les objets avec + 11 D.

OBSERVATION V.

C..., 70 ans, entre salle Saint-Julien, le 8 juin 1885.

Cet homme, dont la santé générale est satisfaisante, a été opéré il y a six ans, d'une cataracte de l'œil gauche ; cet œil est aujourd'hui atrophié.

Bettremieux.

3

Depuis l'époque de sa première opération, la vue de l'œil droit a commencé à baisser, mais il n'y a que six semaines qu'il ne voit plus assez pour se conduire ; il ne peut compter les doigts à aucune distance.

Réflexes lumineux et accommodatif conservés. L'iris se dilate bien par la cocaïne, la cataracte est complète et d'aspect blanchâtre.

Le malade distingue la flamme d'une bougie à 5 mètres. Bonne projection.

Pas de conjonctivite, un peu de larmoiement. Voies lacrymales libres.

15 juin. Extraction régulière sans iridectomie, avec lavage de la chambre antérieure.

Suites de l'opération normales ; pas de douleur, pas de réaction inflammatoire, légère opalescence cornéenne.

Exeat le 1ᵉʳ juillet. Champ pupillaire net. V = 1/2 avec + 10 D.

Observation VI.

M..., 53 ans, salle Sainte-Agnès.

Cataracte sénile normale de l'œil gauche ayant débuté il y a deux ans, vision complètement abolie depuis six mois.

Perception de la flamme d'une bougie à 3 mètres, projection correcte. Réflexes pupillaires conservés. Chambre antérieure assez profonde.

Ni albumine, ni sucre dans l'urine.

15 juin. Extraction après instillations de cocaïne. Incision périphérique. Pas d'iridectomie ; extraction du noyau et toilette du champ pupillaire faciles, bonne réduction de l'iris.

Le 16. Pas de douleurs, paupières normales. Pas de sécrétion.

Le 19. A l'ouverture de l'œil, on constate un enclavement de l'iris. La malade, soigneusement interrogée, raconte que dans la journée même de l'opération elle aurait reçu sur l'œil opéré un coup du bâton suspendu à son lit, après quoi elle aurait souffert pendant une heure.

Excision de la partie d'iris herniée. Pas de réaction inflammatoire. Pupille attirée vers la plaie.

La malade part au Vésinet avec des verres fumés.

Observation VII.

B..., 51 ans (diabétique), salle Saint-Julien, à l'Hôtel-Dieu.

Santé générale mauvaise depuis un an. Ne peut plus travailler depuis six mois, tant il est affaibli.

Début de la cataracte de l'œil droit il y a un an, depuis deux mois perte complète de la vision.

Réflexes pupillaires conservés. Mauvaise perception lumineuse. Projection très limitée en haut et en dedans.

21 février. 3 litres 1/2 d'urine ; 9 gr. 25 de sucre par litre. Régime.

15 mars. Moins de polyurie et de glycosurie.

Le 16. Extraction après dilatation au maximum par la cocaïne. Incision périphérique. Après un essai de succion infructueux, le cristallin sort assez bien en totalité. Nettoyage facile.

Iris un peu flasque revenant faiblement sur lui-même. Réduction irienne suffisamment bonne.

Le 17. Pas de douleur, de sécrétion, ni de gonflement des paupières.

Le 21. Ouverture de l'œil opéré. Pas de réaction, cornée transparente, chambre antérieure reformée. Pupille contractile et régulière.

2 avril. Un peu d'astigmatisme irrégulier. V = 1/8 avec + 10 D.

Observation VIII.

G.., salle Saint-Julien. Sujet très sénile, bien qu'il n'ait que 60 ans ; bronchite chronique, diarrhée persistante, etc.

Cataracte de l'œil gauche ayant débuté il y a deux ans, complète depuis six mois. Œil droit atteint de cataracte depuis un an. Rien de particulier.

Opération de l'œil gauche le 1er mai. Large incision cornéenne périphérique. Après la discission de la capsule, difficulté très grande pour la sortie du cristallin ; iris rigide ; le cristallin se présente de champ au niveau de l'incision. Après des manœuvres répétées et une dépression assez énergique de la partie inférieure de la cornée, il se présente avec de nombreux dépôts d'uvée. La toilette du champ pupillaire se fait parfaitement. Bonne réduction de l'iris.

5 mai. Le malade n'a pas souffert depuis l'opération, il n'y a pas eu

do sécrétion dans le pansement ; on ouvre l'œil et on voit la pupille bien régulière, la chambre antérieure est parfaitement reformée ; aucune trace d'inflammation.

Le 11. Un peu d'iritis, pupille un peu irrégulière ; l'iris semble attiré en haut et en dedans.

Le 17. Les symptômes d'iritis sont calmés.

29 juin. Opération de l'œil droit normale. Gros cristallin. Pas de douleur, ni d'inflammation conjonctivale.

2 juillet. On ouvre l'œil opéré. Cicatrice régulière. Pas de sécrétion. Iris non enflammé.

Exeat le 15 juillet. Acuité visuelle des deux yeux = 1/2.

EXPÉRIENCES POUR SERVIR A LA RECHERCHE DU MEILLEUR ANTISEPTIQUE APPLICABLE AUX LAVAGES INTRA-OCULAIRES (1).

L'antisepsie n'a été appliquée que tardivement en ophtalmologie, parce que la plupart des agents utilisés en chirurgie générale sont trop irritants pour le globe de l'œil. Jusqu'à ces derniers temps on se bornait, dans les opérations qui se font sur les yeux, à l'antisepsie de la conjonctive, pratique évidemment insuffisante, surtout après l'extraction de la cataracte. Tous les chirurgiens avaient remarqué que les accidents de suppuration, absolument exceptionnels après l'iridectomie, n'étaient pas extrêmement rares à la suite de l'extraction de la cataracte, comme si l'intérieur de la capsule cristallinienne était un milieu favorable au développement des micro-organismes. C'est là ce qui a fait naître l'antisepsie intra-oculaire. « L'extraction de la cataracte terminée, dit M. Abadie (*Ann. d'oculist.*, t. 88), j'irrigue larga manu, avec un jet d'acide borique, toute l'étendue des lèvres de la plaie, ne craignant pas de pousser le jet dans la chambre antérieure. »

Dans le courant de cette année, M. le professeur Panas a

---

(1) J'ai fait ces expériences à l'Hôtel-Dieu avec mon ami M. Vassaux, chef du Laboratoire de la clinique ophtalmologique.

pratiqué méthodiquement, après l'extraction de la cataracte, au moyen d'une seringue spéciale introduite entre les lèvres de la plaie, de véritables lavages antiseptiques intra-oculaires. Ces injections dans la chambre antérieure, outre qu'elles peuvent entraîner des restes de masses corticales, constituent, comme nous l'avons déjà fait remarquer, un complément indispensable de l'antisepsie opératoire dans l'extraction de la cataracte. Mais, étant donné que l'iris est un organe délicat dont la moindre inflammation peut laisser après elle des synéchies persistantes, l'antiseptique injecté dans la chambre antérieure doit être aussi peu irritant que possible et, comme après l'opération de la cataracte il se produit très souvent un léger degré d'iritis, il n'était pas facile de déterminer cliniquement le pouvoir irritant d'un liquide employé.

Sur des lapins, nous avons fait passer dans la chambre antérieure un courant des différents liquides antiseptiques employés en chirurgie oculaire. Nous poussions lentement l'injection au moyen d'une seringue de Pravaz, tandis qu'une seconde aiguille libre introduite dans la chambre antérieure permettait l'écoulement du liquide.

Toutes les solutions mercurielles nous ont donné une opalescence de la cornée, analogue à celle observée chez les opérés à la clinique de l'Hôtel-Dieu. Chez les malades, la teinte blanchâtre se montrait (le 4° ou 5° jour, lorsqu'on ouvrait l'œil pour la première fois) sous forme de stalactites partant de l'incision, comme si l'infiltration chimique s'était produite au niveau de la solution de continuité de la cornée.

Sur nos lapins, nous avons constaté une opalescence uniforme survenant quelques heures après l'injection et semblant progresser d'arrière en avant. Il est probable que le liquide pénétrait dans la cornée et qu'il se produisait dans le tissu des lames cornéennes un albuminate de mercure. Nous n'avons jamais vu un trouble notablement plus marqué au niveau des piqûres. Cette opalescence de la cornée disparaît chez les lapins après cinq à quinze jours, d'abord à la partie

inférieure, puis à la partie externe de la cornée ; elle n'a pas
de conséquences graves. Les malades chez lesquels elle a été
observée ont eu une bonne cicatrisation de la plaie cornéenne. Pourtant il est naturel de penser que la modification
que subit la cornée ne doit pas être favorable à sa nutrition, et
sur deux de nos lapins nous avons eu la confirmation de cette
hypothèse : il s'est produit une légère exulcération au niveau
des piqûres. Bien que jusqu'à présent les cornées opalescentes
aient paru se cicatriser aussi bien que les autres, on ne saurait trop être en garde contre tout ce qui peut nuire à la nutrition de la cornée après une opération où cette membrane
n'a pas trop de toute sa vitalité pour donner une bonne et
rapide réunion de l'incision. Si nous n'avons pas fait sur des
lapins des incisions cornéennes à lambeau, de façon à faire
des lavages dans des conditions identiques à celles qui exis-
tent après l'extraction de la cataracte, c'est que, chez ces ani-
maux, il est impossible de maintenir des pansements et de
faire, après l'opération, une antisepsie sérieuse, de sorte
qu'il se produit presque toujours un enclavement de l'iris et
une infection de la plaie.

L'opalescence, quand elle occupe toute la cornée, empêche
de déterminer exactement l'état de l'iris ; pourtant, nous avons
acquis la conviction que toutes les solutions antiseptiques
mercurielles exercent à un degré différent une action irritante sur l'iris. Sur les yeux dans lesquels nous avons injecté
ces antiseptiques, il se produisait plus ou moins, suivant
chaque liquide, du myosis, un aspect trouble de l'iris, une
injection périkératique que nous n'avons jamais observés
quand nous employions comparativement l'eau distillée ou la
solution d'acide borique à 3 0/0. Voici, classés d'après le
degré de leur action irritante sur l'iris, les solutions que nous
avons injectées :

1° Sublimé à 1/2000°. Dix jours après l'expérience il per-
.siste une faible opalescence cornéenne, l'iris présente sur

presque toute la circonférence, dans une zone voisine de la pupille, un aspect blanchâtre et grumeleux.

2° Iodhydrargyrate d'iodure de potassium à 1/6000° (1 décigramme de biiodure et poids égal d'iodure de potassium pour 1200 gr. d'eau.)

3° Solution antiseptique de Sattler (sublimé au 5000° avec biiodure au 25000°).

Les yeux dans lesquels nous avions injecté ces solutions présentaient au 10ᵉ jour les mêmes phénomènes indiqués ci-dessus, mais moins marqués.

4° Solution antiseptique de M. Panas (biiodure de mercure au 1/20000 avec 2 0/0 d'alcool.

5° Sublimé à 1/15000.

Avec ces deux dernières solutions, nous avons observé seulement, indépendamment de l'opalescence cornéenne, une légère injection périkératique passagère, un peu de myosis et un aspect douteux de l'iris pendant les premiers jours.

Nous répétons que les injections de solution boriquée à 3 0/0 ne nous ont donné aucune réaction inflammatoire.

La solution de Sattler trouble l'humeur aqueuse; nous avions été frappé en l'injectant dans la chambre antérieure de voir sortir un liquide d'aspect laiteux. Nous avons, dans un tube à essai, mélangé à de l'humeur aqueuse, un peu de cette solution et nous avons produit un précipité blanc pulvérulent, dont nous n'avons pas pu déterminer, d'une façon précise, la nature par l'examen microscopique. Ce précipité, qui ne se forme dans l'humeur aqueuse ni par la solution de sublimé ni par celle de biiodure, est dû probablement à l'action sur les matières albuminoïdes de l'humeur aqueuse du chloroiodure mercurique (sel de Boutigny), contenu dans la solution de Sattler. Pourtant ce liquide ne précipite pas une solution d'albumine de l'œuf, ni les peptones d'une solution d'extrait de viande, ni le sérum du sang; une urine nettement albumineuse n'a pas été troublée par la solution de Sattler, mais l'albumine s'y est précipitée par l'addition d'une solution plus concentrée de chloro-iodure mercurique. Quelle que soit la nature du précipité produit dans l'humeur aqueuse par la solution de Sattler, la conséquence qui découle de notre observation, c'est qu'il faut éviter ce liquide antiseptique pour les lavages intra-oculaires.

Nous avons observé la production dans le champ pupillaire de flocons blanchâtres, sans que la nature du liquide injecté ait paru exercer une influence considérable sur leur plus ou moins grand développement. Nous ne sommes pas arrivé à nous faire une idée précise sur leur nature. Etions-nous en présence d'un trouble chimique ou d'un exsudat irien? Ces flocons ont d'ailleurs toujours disparu en quelques jours sans laisser de traces.

Nous rejetons le sublimé à 1/2000 comme trop irritant pour l'iris. Le sublimé à 1/15000 nous a paru un antiseptique médiocre. Ayant laissé séjourner du foin dans nos différentes solutions en expérience pendant vingt-quatre heures, nous avons filtré les macérations et les avons abandonnées en tubes bouchés dans une étuve à 37°; en moins de quarante-huit heures, la solution de sublimé à 1/15000 s'est troublée, tandis que, après dix jours, il n'y avait encore aucun trouble dans les solutions suivantes que nous rangeons d'après le degré de coloration qui leur est communiquée par le foin, coloration qui paraît en rapport avec le pouvoir antiseptique : sublimé à 1/2000 (solution la moins colorée), puis solution de Sattler, solution de M. Panas, acide borique à 3 0/0 et solution à 1/6000 d'un mélange à parties égales de biiodure de mercure et d'iodure de potassium. M. le professeur Panas ayant exposé à l'air des macérations de foin faites avec sa solution de biiodure, les a vues rester limpides après deux et trois mois. Cette solution antiseptique n'est nullement irritante pour la conjonctive.

La solution à 16000 d'un mélange à parties égales de biiodure de mercure et d'iodure de potassium est irritante, et son pouvoir antiseptique est à peine égal à celui de l'acide borique à 3 0/0, il est de moitié inférieur à celui du biiodure au 1/20000.

De sorte que nos recherches aboutissent à ce résultat, qu'on devra choisir pour les lavages intra-oculaires, soit la solution antiseptique de M. Panas, bien qu'elle produise une opalescence cornéenne passagère et (dans les conditions où nous avons expérimenté), une action légèrement irritante sur l'iris, soit l'acide borique à 3 0/0, antiseptique inférieur à peu près de moitié, mais qui n'a jamais produit chez nos lapins, ni la moindre modification de la cornée, ni la plus petite irritation de l'iris. Si la clinique démontrait que, à l'égal du biiodure, l'acide borique prévient presque à coup sûr les accidents de suppuration après l'extraction de la cataracte, nous donnerions la préférence à ce dernier antiseptique.

CONCLUSIONS.

1° La seule méthode classique pour l'opération de la cataracte sénile, applicable à la généralité des cas, est l'extraction simple de Daviel.

2° L'extraction combinée avec iridectomie (procédé de Græfe), répond à un certain nombre d'indications spéciales.

3° Dans l'état actuel de la chirurgie oculaire, l'iridectomie est indiquée :

(*a*) Un certain temps avant l'extraction (iridectomie préparatoire), dans les cas de cataractes mûrissant très lentement (soit pour faire la maturation, soit dans un but optique) et pour certaines cataractes compliquées.

(*b*) Immédiatement avant l'extraction, quand l'iris s'oppose à la sortie du noyau cristallinien et dans les cas où on ne peut compter sur le calme nécessaire à la cicatrisation de la plaie sans enclavement (iridectomie primitive).

(*c*) Immédiatement après l'extraction (iridectomie secondaire), toutes les fois que l'iris a été contusionné ou qu'il rentre difficilement.

(*d*) Un certain temps après l'extraction, dans le cas d'enclavement de l'iris, suivant l'avis de plusieurs opérateurs (iridectomie tardive).

4° Indépendamment des précautions antiseptiques communes à toutes les opérations de la chirurgie oculaire, il est indiqué, pour se mettre sûrement à l'abri des accidents de suppuration, de pratiquer, après l'extraction de la cataracte, un lavage intra-oculaire antiseptique.

Paris. — A. PARENT, imp. de la Fac. de médec., A. DAVY, successeur,
52, rue Madame et rue M.-le-Prince, 14.

233

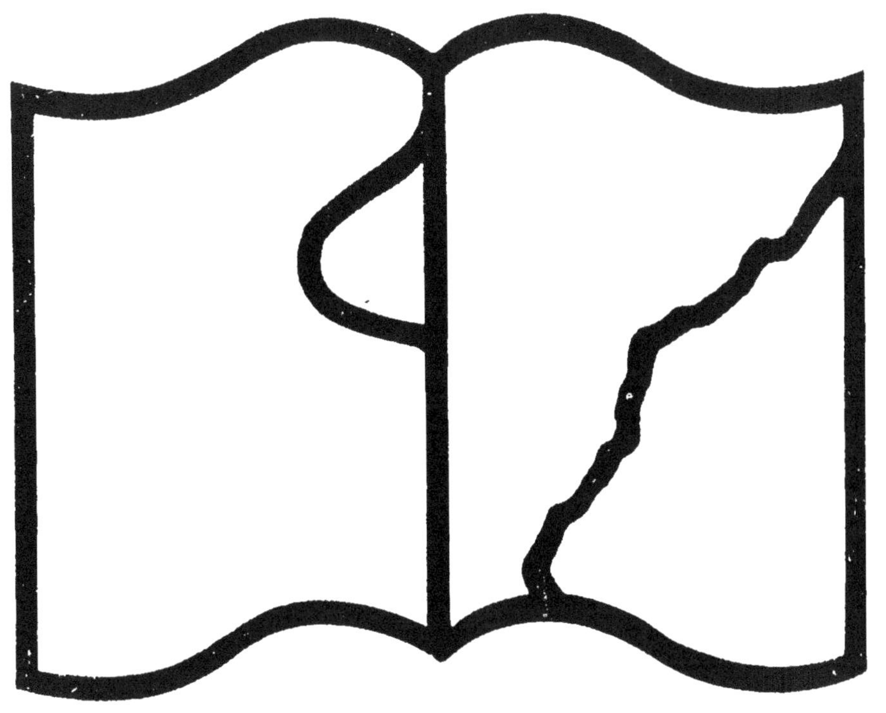

Texte détérioré — reliure défectueuse

NF Z 43-120-11

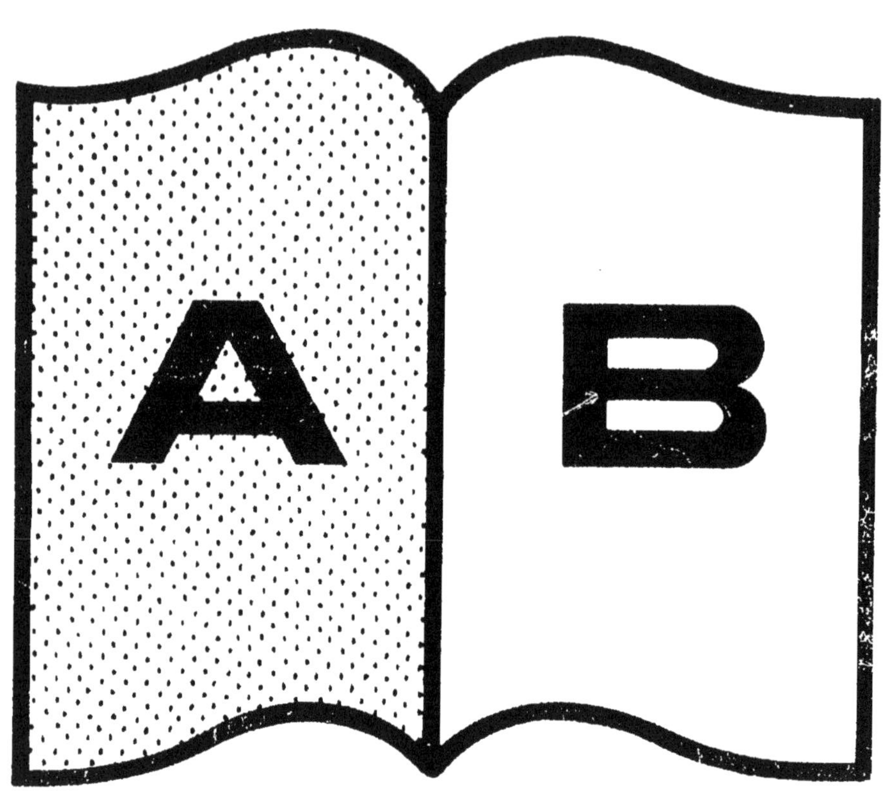

Contraste insuffisant

NF Z 43-120-14